LETTRE

DU

DOCTEUR RENAUD.

A GRENOBLE,
De l'Imprimerie de DAVID, place Neuve.

LETTRE

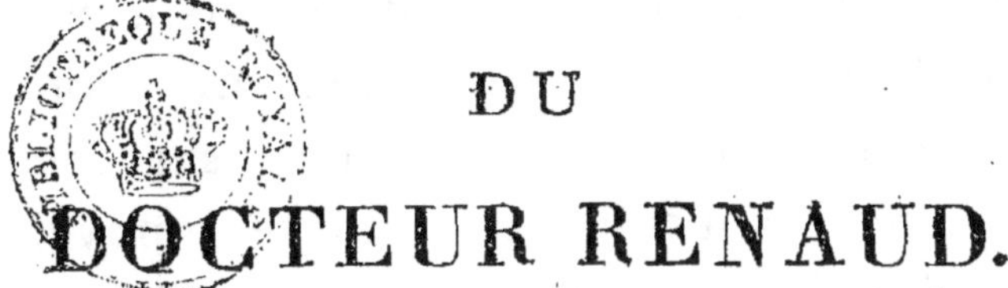

DU DOCTEUR RENAUD.

Non quærens quod mihi utile est, sed quod multis.

DANS le courant du mois de mars 1819, j'adressai, à M. l'officier de santé de la commune de St.-Pierre-d'Entremont, une lettre confidentielle, dans laquelle je lui faisais connaître mon opinion sur les causes de la maladie qui, depuis deux ans, ravage cette contrée, et sur les moyens curatifs à employer. Je m'y livrais à quelques observations critiques sur le mode de traitement, suivi par le docteur, que l'administration avait envoyé dans cette commune.

Cette lettre n'était point destinée à voir le jour; cependant, je viens d'apprendre qu'elle a été communiquée à M. le Maire de Saint-Pierre-d'Entremont, et que ce dernier a cru devoir en faire part à M. le Préfet, sans doute elle est parvenue jusqu'au médecin, sur le compte duquel je m'exprimais avec franchise; sans doute son amour-propre a été blessé, et plusieurs personnes ont pu, comme lui, se méprendre sur mes intentions : je n'ai donc qu'un seul moyen de me justifier, c'est de faire connaître au public que je ne fus guidé que par l'amour de l'humanité, par le désir d'être utile à la conservation de mes semblables, prenant pour épigraphe :

« *Amicus Plato, magis amica veritas* ».

Ma lettre est entre les mains de plusieurs personnes, l'autorité la connaît ; je suis forcé de n'y rien changer, de n'y rien corriger; je laisserai subsister les fautes inséparables d'un écrit de vingt-quatre pages, tracé rapidement et sans prétention ; on oubliera donc les imperfections du style; on me tiendra compte seulement du motif louable qui me détermine à écrire.

Cette manière franche et loyale de se justifier, aura au moins cet avantage; elle permettra au public de prononcer lui-même sur les intentions qu'on me prête envers une personne que je ne connais pas.

Ah ! si, en 1812, d'affreuse mémoire pour moi, il m'avait été permis de publier les lettres que j'adressai aux autorités supérieures, en faveur du général Coussaud, persécuté, à cette époque, par le despotisme le plus affreux, je n'aurais pas été, six mois après, victime d'un préfet qui, à l'instigation de quelques lâches ennemis (1), me rendit injustement responsable des fautes d'autrui : expression euphémique, sans doute trop douce, mais dont je laisse au temps, qui met tout à sa place, de relever et de fixer l'exactitude (2).

---

(1) Pour confondre et déconcerter les hypocrites et les fripons, pour signaler les vils agens du despotisme et de la tyrannie, sous Napoléon, dont la plupart sont encore aujourd'hui en place, il ne faut pas détacher leur masque avec des mitaines, il faut l'arracher brusquement ; c'est ce que je me propose de faire dans un mémoire sur la conscription militaire du département de l'Isère, pendant les années 1812, 1813, 1814, où près de 3600 congés de réforme furent. . . . . etc.

(2) A une époque mémorable, Napoléon me demanda un mémoire sur cet objet ; je dois ici à mes concitoyens, appréciateurs de mes principes libéraux, et qui furent surpris de ma conduite en 1815, la connaissance de quelques passages de ce travail,

La modération doit être l'apanage de l'homme fort de sa conscience, et qui s'ap-

---

Mes amis, à cette époque, tout en admirant mon caractère, craignirent un moment pour ma franchise.

. . . .

Sire,

Je fus, dans tous les temps, l'ennemi le plus implacable de tous les genres de despotisme. En 1812, un de vos préfets, comme il y en avait malheureusement trop en France (le comte Fourier, actuellement préfet du département du Rhône), me fit goûter, en votre nom, tout ce que le despotisme oriental avait de plus délicat. Ce savant, dans plus d'un genre, fit peser sur ma tête toutes les horreurs de la persécution, etc. . . . .

. . . .

. . . .

. . . .

Si la France avait été gouvernée, comme il est impossible qu'elle ne le soit pas à l'avenir, vainement auriez-vous tenté de vous avancer sur le sol Français.

. . . .

. . . .

La liberté fit triompher la France en 1793, des armées coalisées, et de la ligue odieuse, formées par les souverains, contre les droits du peuple Français. La liberté seule peut opérer aujourd'hui le même prodige; soyez donc, Sire, le restaurateur de nos libertés. Faites quelque chose pour les droits du peuple Français, le peuple Français fera tout pour vous.

puie sur la colonne inébranlable de la vérité. Elle doit être mon guide au moment surtout où je puis donner les détails les plus authentiques et les plus intéressans sur cette affaire, qui se lie à d'autres, et qui se rattache aux évènemens de 1814, 1815, 1816 (1).

. . . .
. . . .
. . . .

Des lois et point d'abus. A Rome, gouvernée par les lois, le peuple souffrait que le sénat eût la direction des affaires. A Carthage, au contraire, gouvernée par des abus, le peuple désirait tout faire par lui-même, etc. . . . .
. . . .

(1) En 1814, comme dans toutes les autres circonstances de ma vie politique, ma conduite fut constamment patriotique. A cette époque funeste, Grenoble était entourée de troupes étrangères; on vit des autorités s'exprimer et agir avec une bassesse sans exemple. Les Dauphinois entendirent, avec horreur, ces mots désespérans : *Grand Dieu ! que cette agonie est longue !* . . . . . Qui le croirait ? le sang Français ruisselait encore dans les gorges de Voreppe, que déjà les généraux ennemis étaient fêtés au milieu d'une population et d'une armée qui pleurait sur son sort et sur celui de la patrie. Qui le croirait? . . . . . les hommes qui ne partagèrent pas ces sentimens

Mais j'oublie toutes les injustices, toutes les persécutions, tous les tourmens que j'ai éprouvés; peut-être que le bonheur n'a commencé, pour moi, que depuis l'instant où un ambitieux aurait cru l'avoir perdu : ce bonheur ne peut exister que dans l'estime de mes concitoyens, et il ne peut s'acquérir que par l'amour constant du bien et par des travaux honorables.

J'en serai digne par cette franchise que mes meilleurs amis me reprochèrent souvent, qui, dans beaucoup de circonstances, me fut infiniment préjudiciable, dont cependant je ne saurais me départir sans perdre ma propre estime, sans m'avilir à mes yeux, et qui sera, tant que je vivrai, la boussole de mon cœur et de mes actions.

La vérité est fille du ciel et de la liberté; elle porte le flambeau à la main, les *obscurans* peuvent seuls la redouter; quand les intentions de l'homme sont pures, que les

---

Français, furent récompensés par les éloges, les places et les croix d'honneur; et celui qui avait tout abandonné pour voler à la défense de son pays (*a*), qui avait fait l'offre de tous ses moyens (*b*), exposé sa vie pour la cause nationale (*c*) et de l'humanité (*d*), fut repoussé et jugé indigne de partager ces faveurs! (*e*)

principes qu'il suit sont fondés sur la raison, la justice et l'humanité, peut-on le blâmer de parler et d'écrire comme il pense? Non; il ne peut avoir ni arrière-pensée, ni restriction jésuitique; et fût-il abandonné de toutes les puissances de la terre, il serait encore assez heureux et assez récompensé par cette satisfaction intérieure qu'éprouve l'homme de bien, qui a toujours demeuré étranger à la ligue impure de la *fausseté*, de l'*ambition* et de l'*hypocrisie*.

(*a*) Je soussigné, chef d'escadron de gendarmerie Royale, légionnaire, chevalier de l'ordre de Saint-Louis, certifie que dans un rapport qui me fut fait le 4 janvier 1814, par M. le lieutenant de gendarmerie, commandant un détâchement de l'arme en station aux avant-postes de Pontcharra (Isère), il était fait mention de M. le docteur Renaud. Il fut invité, par les chefs commandans les troupes sur la rive gauche de l'Isère, à suivre une reconnaissance qui devait être poussée jusqu'au pont de Montmélian, pour y donner, en cas de besoin, les secours de son art; que ledit sieur Renaud s'était conduit, dans cette circonstance, avec un zèle et une bravoure dignes d'éloge.

Fait à Grenoble le 22 octobre 1814. ANDRÉ.

Vu par nous Sous-Inspecteur aux revues, pour légalisation de la signature de M. André, chef d'escadron de gendarmerie.

GAIGNOT.

(*b*). *Grenoble, le 26 janvier,* 1814.

Le Docteur RENAUD,

A M. le Comte de Saint-Vallier, Sénateur et Commissaire extraordinaire de Sa Majesté, dans la 7.e Division.

MONSIEUR LE SÉNATEUR,

JE m'estime trop heureux que les évènemens m'aient fourni l'occasion d'être le premier habitant du département de l'Isère qui se soit montré en présence de l'ennemi; je laisse à M. le major André à vous faire connaître la conduite que j'ai tenue dans cette circonstance.

Je crois n'avoir fait que la moitié de mon devoir, et je m'empresse, pour satisfaire aux besoins de mon cœur, de vous proposer de recevoir et soigner, à mes frais, les quatre premiers blessés qui arriveront, de nos avant-postes, devant Chambéry.

Je vous prie, Monsieur le Sénateur, de donner de la publicité à ces faibles expressions de mon patriotisme. Je jouis d'avance de songer que mes compatriotes partageront mes sentimens, et qu'ils s'empresseront de suivre mon exemple.

J'ai l'honneur, etc. RENAUD.

M. le Sénateur ne daigna pas répondre à ma lettre.

(*c*) NOUS soussignés, propriétaires à la Buisserate, commune de Saint-Martin-le-Vinoux (Isère), certifions que dans la nuit du 2 au 3 avril 1814, après la prise de Voreppe par les troupes alliées, M. le docteur Renaud fit établir une ambulance dans la remise du sieur Guerin, boulanger audit lieu, où il soigna tous les blessés qu'il y avait fait transporter, et leur prodigua tous les secours dont ils avaient besoin, et qu'il s'aida à maintenir l'ordre dans le village, et empêcha le pillage de plusieurs maisons. En foi de quoi nous lui avons délivré le présent pour lui servir ce que de raison. Grenoble, le 24 octobre 1814.

Cros, adjoint; *Gaymond*, *Cloitre*, *Chaboud*, *Bourne*, *Perret*, *Batardet*, *Bovinet*, *Gras*, *André*, *Corneille-Roudet cadet*, *Etienne Ramus*.

(*d*) *Traduction d'un Certificat Allemand.*

JE soussigné Weuzel Schmitt, sous-officier au régiment de Fron, certifie avoir été blessé, le 28 mars 1814, aux avant-postes de Voreppe, département de l'Isère; ma blessure était très-grave; elle pénétrait dans l'articulation de la cuisse avec la hanche; et sans les secours qui me furent donnés par M. le docteur Renaud, je périssais à la suite de cet accident: c'est en courant le danger de perdre la vie, qu'il est parvenu à sauver la mienne. Je donne cette attestation comme un témoignage de vérité et de reconnaissance. A l'hôpital de Grenoble, le 21 octobre 1814. — Le sixième mois après ma blessure.

JE soussigné préposé de l'hôpital de Grenoble, certifie que le nommé Weuzel Schmitt, prisonnier de guerre autrichien, est entré aux salles militaires dudit hôpital, comme blessé le 1.er avril dernier, et qu'il y existe. Cejourd'hui 22 octobre 1814.

RAVIX.

VU pour légalisation de la signature de M. Ravix.

Le Commissaire des guerres DELABAYE.

(*e*) Ce furent ces titres authentiques qui me donnèrent le droit de présenter un mémoire de proposition pour être décoré de la Légion d'honneur; cependant je fis peu de démarches à cette époque pour l'obtenir: je fus pour ainsi dire retenu et humilié par la prodigalité avec laquelle on les distribuait, quand, dans les cent jours, Napoléon me l'offrit de ses mains; je l'acceptai, mais je ne craignis pas de lui faire l'aveu que je l'avais méritée en 1814, et que je désirais vivement faire remonter à cette époque mon admission à la légion d'honneur; je refusai donc d'être porté sur la liste de ceux qui furent décorés dans les cent jours. Waterloo vint déjouer mes projets. Mes titres sont encore à la chancellerie de la légion d'honneur, et je ne désespère pas de recevoir un jour, de la Patrie reconnaissante, cette marque distinctive des braves. . . . . Ce furent ces titres, dis-je, qui, par suite de la lettre dont voici la teneur, me firent nommer, par mes concitoyens, officier dans la garde-nationale à cheval.

(*Le Maire de la ville de Grenoble, chevalier de la Légion d'honneur, à M. Renaud, médecin.*

« Vous êtes invité à vous rendre aujourd'hui, à trois heures

» après midi, dans une des salles de l'hôtel-de-ville, à l'effet
» d'y procéder à la nomination des officiers et sous-officiers de
» la garde-nationale à cheval.

» J'ai l'honneur de vous saluer. RENAULDON »).

Mais, comme tous les chefs de cette garde avaient été choisis parmi les braves et les roturiers, les nobles vinrent en foule chez M. le préfet Fourier, lui firent observer qu'il était inconvenant d'envoyer, au-devant de Monseigneur le Comte d'Artois, des *patriotes roturiers*. M. le Préfet (baron et comte sous Bonaparte, s'empressa de rapporter son arrêté, cassa les officiers et les remplaça par des nobles : (ce fut le jeune de Miribel qui prit mon grade ; il obtint, pour cet acte d'*intrépidité*, la décoration de la Légion d'Honneur).

Le jour où les *cavaliers* Grenoblois apprirent les nouvelles dispositions de M. le Préfet, ils furent lui en témoigner leur mécontentement ; ils exprimèrent leurs regrets de n'avoir pas été jugés dignes, dans cette circonstance, de pouvoir servir leur patrie et le prince. Ils ne reçurent de M. le Préfet qu'un accueil froid et dédaigneux. . . . . Ils se retirèrent.

On forma de nouveau cette garde nationale à cheval, par l'appel d'une partie des nobles du département de l'Isère, qui, à l'entrée de Bonaparte à Grenoble, prirent la *sage résolution* de se diriger du côté opposé à la route de Vizille. Que de réflexions fait naître la conduite de ce caméléon *préfectorial* !

N.º 214. *Grenoble, le 10 mars 1819.*

J.-P. Reynaud, ancien Chirurgien d'un des hôpitaux d'instruction de France, Docteur en médecine de la faculté de Montpellier, Professeur d'anatomie et de pathologie, Médecin de divers établissemens de bienfaisance, Membre de plusieurs sociétés savantes,

A M. l'Officier de santé de St.-Pierre-d'Entremont.

Monsieur,

Hippocrate, notre maître, a dit au commencement de ses aphorismes : *Vita brevis, ars longa, occasio præceps, Experientia fallax, judicium difficille, oportet autem non modò se ipsum exhibere quæ oportet facientem ; sed etiam ægrum, et præsentes et externa.* Je n'ai jamais été plus convaincu de la vérité et de la sagesse de ces préceptes, qu'à mon retour de St.-Pierre-d'Entremont, où j'ai été appelé dernièrement, pour répondre à la confiance de quelques habitans de cette commune.

Les observations que j'ai faites sur la nature de la maladie qui y règne, les soins que j'ai donnés à différentes personnes de tout âge et de tout sexe qui en étaient atteintes, et le résultat heureux du traitement que j'ai indiqué, m'ont fait, en quelque sorte, un devoir de méditer sur les moyens curatifs employés par le médecin qui s'est dit chargé *d'arrêter et de détruire* complètement cette maladie, et de reconnaître leur faiblesse et leur fatale application.

M. le Docteur débute, dans son rapport, par affirmer que la maladie qui, depuis deux ans (1817 et 1818), règne dans la commune d'Entremont, est une maladie épidémique contagieuse; il ajoute ensuite que la première chose à faire est de s'en préserver; qu'il faut chasser le mauvais air, chargé des exhalaisons contagieuses, *respirer* un air pur, ne point *respirer* l'haleine des malades chargée des miasmes putrides, cause de la maladie, et pour parvenir à cet effet il ordonne, d'une manière toute nouvelle, les fumigations avec le vinaigre; passant ensuite au traitement de ceux qui en sont atteints, il divise les époques de la maladie en cinq temps ou périodes.

1.er TEMPS. *Invasion de la maladie.* Il en décrit les légers symptômes, maux de tête, lassitude générale, petits frissons, perte d'appétit.

Il ordonne la réduction des alimens, l'abstinence du vin pur, une tisane d'orge, des lavemens d'eau et de son.

2.° Temps. *Declaration de la maladie.* Maux de tête plus violens, douleurs d'estomac, langue tantôt très-chargée, tantôt très-rouge et très-lisse, toux fréquente.

La faiblesse, la fatigue, l'oppression du malade, résultat du refoulement du sang vers l'estomac *qu'il enflamme*, de l'engorgement du cerveau ; il défend les échauffans qui ne feraient qu'allumer la fièvre d'avantage, et *brûler l'estomac*, les *entrailles* et le *cerveau* ; en conséquence il prescrit une limonade avec une décoction d'orge et de réglisse, le jus d'un demi-citron, ou *une infusion de bourrache.*

Si la bouche du malade est amère, qu'il vomisse des matières bilieuses, sans fièvre forte, il ordonne seize grains d'ipécacuanha, et un grain d'émétique, des ventouses scarifiées.

3.e Temps. *Progrès de la maladie.* Fièvre plus intense, douleur par tout le corps, délire, langue sèche, brune ; diarrhée plus ou moins considérable, etc.

Il prescrit, si le malade est jeune et fort, les ventouses scarifiées, ou les sangsues. La diarrhée n'existant pas encore ou étant faible, continuation de la limonade, ou une décoction d'une once de tamarin dans une pinte d'eau ; si la diarrhée est considérable, le malade abattu, le pouls faible et petit, la limonade sulfurique. — Si la constipation existe, addition de ½ once de crême de tartre à la limonade. — Si le malade délire, bains de pieds avec l'eau de cendres, application aux jambes d'un ou de deux vésicatoires.

4.e TEMPS. *Empirement de la maladie.* Faiblesse extrême, langue et lèvres noires, diarrhée involontaire, délire continuel, quelquefois taciturne, quelquefois furieux ; gonflement, ballonement du ventre, refroidissement des extrémités, pouls petit, faible.

Il ordonne les vésicatoires aux jambes, la limonade sulfurique avec partie égale d'une décoction de ½ once de quinquina dans une pinte d'eau ; deux fois par jour 12 ou 15 gouttes de laudanum liquide dans un demi-verre d'eau sucrée. Privation indispensable d'alimens et de vin dans ces quatre périodes.

5.e Temps. *Convalescence.* Langue moins chargée, chûte des croûtes des lèvres, yeux naguères rouges et ternes, alors plus vifs et plus clairs, appétit renaissant.

Il permet de manger un peu et de boire quelques gouttes de vin pur. — Continuation de la tisane.

Les constipés useront de la décoction de tamarin; ceux qui ont la diarrhée, de la décoction de quinquina ou de la limonade sulfurique.

Dans le cas de la continuation des douleurs de tête, de l'amertume de la bouche, de la lenteur des digestions, il ordonne une ou deux médecines composées d'une demi once de crême de tartre, ou de neuf ou douze grains de *jalap* délayés dans un jaune d'œuf, etc.

Telle est l'analyse du rapport fait par M. le médecin, et sur lequel nous nous permettrons quelques observations générales.

Nous n'avons pu concevoir, au premier abord, comment un homme de l'art pouvait se permettre, sur de simples conjectures, de caractériser la maladie qui afflige les habitans de St.-Pierre-d'Entremont d'épidémie contagieuse.

Ces deux mots tels que ceux de *fièvre maligne* ont fait et font encore le plus grand mal à l'humanité ; lorsque le peuple les entend prononcer, il s'effraie, il se frappe, persuadé que cette dénomination de *maladie épidémique* est le signal d'un danger éminent, et que la maladie doit presque toujours avoir un résultat funeste.

Les médecins grecs étaient plus prudens que la plupart de nos savans modernes ; ils se donnaient bien garde d'assigner, sans une certitude positive, des noms effrayans aux maladies. Suivant la manière dont les corps vivans étaient attaqués par les maladies, ils les distinguaient en particulières et en communes.

Ils appelèrent *sporadiques* ou dispersées, celles qui affectaient séparément quelques individus de la même communauté, et par antithèse, maladies épidémiques ou communes, celles qui s'emparaient, dans le même temps, d'un grand nombre de ces individus, ou du plus grand nombre ou même de tous.

Ce soin de fixer avec précision le sens des mots pour mieux connaître celui des choses, ne contribuait pas peu à dissiper les pregujés, les

les vaines terreurs et à prévenir le ravage des maladies qui prennent un caractère beaucoup plus sérieux dans les individus dont la constitution est débile et l'esprit faible, tels que les vieillards, les femmes et les enfans: portion de l'humanité sur laquelle ont toujours agi, de la manière la plus forte et la plus redoutable, les hommes connus sous le nom de charlatans, d'augures, de sorciers, etc.

Un des premiers devoirs du médecin appelé à traiter des maladies qui portent un caractère meurtrier et dévastateur, est donc de tranquilliser, par tous les moyens qui sont en son pouvoir, les habitans des communes où la maladie exerce ses ravages; car si l'imagination à force de se créer des idées tristes et pénibles peut réagir d'une manière funeste sur les organes en santé, à plus forte raison doit-elle affecter dangereusement ceux qui sont prédisposés à la maladie, ou déjà réellement malades.

Il faut donc constamment rechercher et employer, avec sagesse et discernement, tous les moyens qui peuvent contribuer à calmer les inquiétudes des habitans, à rassurer les esprit timorés, superstitieux, et mettre en usage la puissante influence du moral restauré sur le physique affaibli (1).

Quel est le médecin qui, dans de pareilles circonstances, peut oublier la conduite du célèbre Desgenettes, en Egypte, qui ne craignit pas de s'inoculer la peste, pour opérer ensuite sa guérison d'une manière plus sûre, en détruisant l'opinion générale, qu'il était impossible de sauver ceux qui en étaient atteints? Qui n'admirera pas ces immortels médecins des armées françaises, Coste, Laurent, Percy, Larey, qui, dans les épidémies qui ravagèrent les camps français, furent constamment les premiers à porter le calme et la confiance chez tous les malades,

---

(1) Eléonore Baffert, de la commune de St.-Pierre-d'Entremont, était malade depuis huit jours; on l'avait isolée dans une chambre, les portes et les fenêtres ouvertes; la température était au-dessous de *zéro*; en m'approchant de son lit je m'aperçus qu'elle grelottait; ses yeux étaient hagards, sa figure grippée; la malade me dit qu'elle avait la *peste*, qu'elle était perdue sans ressource; je parvins cependant à tranquilliser son esprit; je fis fermer les portes et les fenêtres, convaincu que son état était éminemment nerveux. Je me bornai à lui administrer des antispasmodiques, et de légers bouillons nourrissans. Rétablissement parfait quatre jours après.

et par amour pour l'humanité et pour les progrès de l'art, s'exposèrent à tous les résultats de la communication épidémique ?

Le chapitre des consolations en médecine manque encore dans notre dictionnaire des sciences médicales, et cependant quel est le médecin éclairé et ami de ses semblables, qui n'ait appris, par une sage expérience, tout ce que peut, sur l'esprit de ses malades, une philosophie douce, la morale de Socrate et la religion de Fénélon ? Aussi avec quel soin ne doit-il pas écarter du lit du souffrant, ces hommes méchans, qui portent l'épouvante et l'éffroi dans le cœur de ces malheureux, doués d'un esprit faible et superstitieux, même en état de santé, en leur peignant un Dieu bon et miséricordieux sous les traits d'un juge irrité et impitoyable, et en redoublant chez eux l'ardeur de la fièvre par la menace ridicule et impie des flammes éternelles.

Le médecin honnête, ainsi que le dit le docteur Gardanne, doit avoir la véritable religion, celle qui le porte à soulager son semblable, à lui prodiguer des soins, à le remettre entre les mains d'un ministre des autels qui lui fasse entrevoir la fin même de son existence comme le terme des maux de cette vie, et le passage à un avenir plus heureux (1).

Mais, laissant de côté le tiphus *moral* que les fanatiques peuvent ajouter au tiphus physique, et rendre par conséquent son effet beaucoup plus rapide et plus dangereux, je vais examiner ce qu'on doit véritablement entendre par ces mots contagion, épidémie, et sans entrer, à cet égard, dans de grands détails, que l'on trouve dans tous les auteurs qui en ont traité, *ex professo*, faire connaître que la maladie qui a régné, et qui règne encore, bien qu'affaiblie, dans la commune de Saint-Pierre-d'Entremont, n'a point dû être considérée dans son principe, ni comme une maladie *contagieuse*, ni comme

---

(1) « Le charlatan, au contraire, se sert souvent de la religion, comme d'un point essentiel, pour faire sa fortune. S'il assiste aux saintes cérémonies, ce n'est pas son cœur qui l'y porte, son intention est de faire des connaissances ou des dupes, dans une classe nombreuse, composée, en grande partie, de personnes aisées et retirées du cahos des affaires.

Autant donc un homme appelé de cœur aux saints offices est estimable, autant est vil celui qui renferme une *ame hypocrite*, et qui ne remplit des devoirs religieux, que par ostentation, ou par spéculation. »

Gardanne, pag. 173.

épidémique, et que si elle s'y est propagée et qu'elle s'y propage encore, elle n'a dû son premier développement, son intensité et sa durée, sous le rapport physique, qu'à la misère et à ses horribles suites, et *sous le rapport moral*, qu'à la peur.

Trois maladies vraiment contagieuses, la peste, la petite vérole, et sa sœur aînée, ont fondu sur l'Europe à diverses époques, et ont été également destructives de l'espèce humaine.

La première paraît être de l'antiquité la plus reculée; la seconde fut un présent de l'esclavage; la troisième, le résultat de l'alliance honteuse de la cupidité, et de la débauche.

Depuis ces époques mémorables pour l'histoire de l'humanité, la science médicale a fait des progrès immenses; elle a établi des lignes de démarcations frappantes et positives entre les maladies susceptibles d'être communiquées par un contact médiat ou immédiat.

Mais il faut convenir que les médecins ont singulièrement abusé des mots et des choses, lorsqu'ils ont appliqué, aux maladies les plus ordinaires, les mots *putridité*, *typhus*, *malignité*, etc., qui se trouvent dans presque toutes les pages de leurs ouvrages. Ils ne voient dans la marche forcée des phénomènes de la nature, que des êtres abstraits qu'ils séparent des maladies réelles, et qu'ils soumettent la plupart du temps à une allure idéale, et à une terminaison provoquée et anti-naturelle. Aussi dirons-nous avec le docteur Broussais (1): « qu'il n'est rien de plus insignifiant que les » descriptions d'épidémie, *in globo*; rien de » plus ridicule que l'importance qu'on donne » à ces génies imaginaires. Chacun des obser» vateurs, jaloux de se donner pour un autre » Sydenham, les habille, les façonne à sa » guise, afin de les rendre plus intéressans,

---

(1) Ainsi que je l'écrivais il y a quelque temps, à ce savant collègue : (je n'ai jamais eu la satisfaction de le connaître particulièrement, mais j'ai souvent goûté celle de le lire et de l'admirer dans ses ouvrages.) « Nous sommes riches en livres, savans en » systèmes, mais nous manquons souvent du génie » médical ; il ne peut et ne doit se montrer qu'au » médecin sage et prudent, observateur des lois de » la nature ». Aussi ce génie vient-il de s'associer aux nobles travaux de l'immortel Broussais, qui, je l'espère, bravera *ses ennemis*, et achèvera l'édifice médical qu'il a si heureusement fondé .... Broussais l'inexorable histoire, dira un jour que vous fûtes l'Hyppocrate français.

« en les faisant un peu différens de ceux qui
« ont paru sur la scène épidémiologique.

« Nous ne voyons souvent, dit ingénuement le savant Sarconne, dans les maladies prétendues épidémiques, que ce que » nous avons l'habitude d'y voir, et nous » ne savons lire les mystères de la nature » qu'avec les yeux d'un écolier qui marche » servilement sur les traces d'un maître » souvent pétri d'orgueil et de vanité. » Aussi l'irrégularité des saisons, la colère de Dieu, *fruit de l'intérêt et de l'ignorance*, le pouvoir d'un certain *je ne sais quoi*, etc., furent tour à tour envisagés comme les seules et uniques causes des *épidémies meurtrières* qui ravagèrent les quatre parties du monde, et qui accablent encore aujourd'hui l'humanité sur divers points de notre globe; mais les véritables connaissances médicales, fruit d'un travail incommensurable et d'une pénible expérience, *repoussent aujourd'hui* ce fanatisme médical, enfant débile des hypothèses, de la mauvaise foi, et le plus souvent du charlatanisme et de l'ignorance. Je dirai donc franchement que c'est dans les moyens nécessaires à la conservation de sa vie, que l'homme doit rechercher les causes les plus ordinaires des maladies sporadiques ou épidémiques qui viennent le frapper. D'ailleurs la chaîne immense des causes et des effets est si composée, si inextricable, que c'est vainement que l'esprit le plus pénétrant, le genie le plus vaste, oserait concevoir la téméraire prétention de tracer la cause des premiers et des derniers phénomènes morbifiques, dans la marche des maladies épidémiques. « Il est cependant » des médecins modernes, dit Broussais, qui » n'ont dans la bouche que les mots *constitutions médicales*, *maladies intercurrentes*, » *stationnaires*, etc., et qui voient un *génie* » ou un *é'ément bilieux*, *catarrheux inflammatoire*, *rhumatismal*, *intermittent*, lequel » vient établir son domaine sur le corps humain en certaines saisons, et marque de » son cachet toutes les maladies qui paraissent dans cette période ; aussi ont-ils » bien soin d'adresser leurs remèdes à cet » être formidable, quelqu'invisible qu'il » soit chez plusieurs de leurs malades, » et la complaisance, avec laquelle ils vantent leurs succès, n'est pas moins ridicule, » que leur crédulité est surprenante. Voici » comment ils s'y prennent pour créer ces

» nouvelles espèces de puissances malfai-
» santes ; ils observent tous les symptômes
» d'une constitution morbide ; puis ils vous
» font une réduction pour laquelle ils élimi-
» nent tous ceux qui ne se rencontrent pas
» chez tous leurs malades, pour ne conser-
» ver que les traits communs dont ils for-
» ment un tableau général qu'ils donnent
» pour la description de l'épidémie. Quant
» aux symptômes qu'ils ont mis de côté, ils
» ne les oublient pas entièrement, mais, par
» le secours des *si*, des *mais*, des *quelque-*
» *fois*, des *cependant*, etc., ils trouvent
» moyen de les colloquer en sous-ordre, et
» ils s'imaginent avoir beaucoup contribué
» aux progrès de l'art de guérir. Il résulte
» pourtant de leur travail, qu'ils ont manqué
» un point essentiel. En effet, supposez une
» saison froide et humide qui donne nais-
» sance à un grand nombre de phlegmasies,
» chaque malade est affecté selon sa prédis-
» position ; l'un contracte une phlegmasie
» dans le parenchyme du poumon, l'autre
» dans la plèvre, un troisième est attaqué
» de gastrite, un quatrième d'entérite, un
» cinquième de rhumatisme, tandis que
» plusieurs autres prennent des ophtalmies

» ou des fièvres intermittentes ; mais si l'une
» de ces affections prédomine en quantité
» sur les autres, est-ce une raison pour ne
» nous parler que de celle-là, et pour la
» traiter chez ceux qui n'en ont pas éprouvé
» les atteintes ? »

Il faudra donc dans l'investigation des causes générales ou locales qui ont agi, agissent ou peuvent agir sur l'économie animale, les rechercher dans les modifications individuelles, dans la décomposition des désordres pathologiques, marchant sur les traces du célèbre auteur que je viens de citer, ne pas partager les signes extérieurs, les plus saillans des affections de nos organes, pour en faire des groupes ou collections abstraites, sous le nom de fièvre *putride*, *bilieuse*, *gastrique*, etc., chercher au contraire, ainsi que l'indique l'esprit judicieux de ce célèbre médecin, les organes souffrans, pourquoi ils le sont, comment ils le sont et de quelle manière il est possible qu'ils ne le soient plus. C'est en cela que consiste la connaissance de ce qu'on appelle caractère d'une maladie.

C'est ce procédé que nous allons suivre dans l'examen et l'analyse de la maladie qui a régné et qui règne encore a St-Pierre-d'Entremont.

La commune d'Entremont est située dans une région très-élevée, l'air y est vif et pur, les eaux légères et savoneuses; on n'y voit point de marais d'où puissent s'exhaler des vapeurs délétères. Nous ne pouvons donc pas rechercher les causes de la maladie qui s'y est manifestée dans l'influence *constitutionnelle* et *topique*, ni dans une *influence éfluvienne*.

Nous ne pouvons non plus considérer l'influence miasmatique, dont nous ne nions pas néanmoins l'existence, en seconde ligne, comme cause de cette maladie.

Nous nous demanderons donc comment il a pu se faire que, sans aucun changement dans une atmosphère dont les rapports physiologiques n'ont point essentiellement différé dans les années où la maladie a régné, des précédentes où elle ne régnait pas, il se soit manifesté une maladie aussi tenace et tendante à prendre un caractère qui ne lui appartenait pas primitivement, et nous serons forcés de reconnaître que la maladie de St.-Pierre-d'Entremont a dû sa source aux misères physiques et morales qui ont accablé ses habitans pendant deux années consécutives, à la faim, à la mauvaise nourriture, à la peur qui leur était inspirée d'être encore plus malheureux dans l'autre monde que dans celui-ci, (les personnes qui ont connu l'ex-curé de St.-Pierre-d'Entremont, ne trouveront rien d'exagéré dans ces expressions) où ils se trouvaient privés de tout ce qui est nécessaire à la vie.

Personne n'ignore que ces malheureux ont été hors d'état de se mettre un morceau de pain à la bouche. Dans ces temps désastreux toutes les calamités semblaient peser sur le peuple; les riches fermaient leurs bourses, le quartal de blé coûtait jusqu'à 15 et 16 fr., l'ouvrage manquait, le commerce était languissant, un système de délation et de proscription était organisé dans toutes les communes; un homme seul, bien nourri, recommandait encore l'abstinence et le jeûne à des gens affamés, et les menaçait impitoyablement d'une damnation éternelle, s'ils ne se départaient pas des biens nationalement acquis, leur montrant les désordres politiques comme l'effet d'une vengeance céleste, et détruisant, en un mot, dans le cœur de ces infortunés, tous les sentimens possibles d'espoir et de consolation.

C'est dans ces temps affreux que l'on a vu les habitans de la commune de St.-Pierre-d'Entremont, pâles, sans force, se traîner dans les champs et dans les bois pour y disputer aux bêtes une nourriture mal-saine et inapropriée; ramasser de l'herbe, des racines, que souvent, faute de connaissance, ils prenaient parmi celles dont le suc entre dans la composition des poisons.

C'est donc à la série de ces causes qui ont agi sur les organes de la digestion, qu'il faut s'attacher pour saisir les caractères de cette maladie, que l'on peut nommer *gastro-entérite*, toutefois avec des complications tenant à l'âge, au tempérament, à la prédominance des affections muqueuses, vermineuses (1), aux influences morales de toute

(1) Plusieurs malades, et sur-tout des enfans, furent atteints dans la maladie qui régnait à Saint-Pierre-d'Entremont, de complication vermineuse.

On observait constamment une odeur particulière qu'on ne saurait définir, des nausées, des rapports aigres, des changemens subits dans la physionomie; les enfans surtout pâlissaient et rougissaient tour-à-tour; ils avaient le nez blanc comme de la cire, la

espèce, etc., et comme il n'est point d'appareil, dans notre économie, plus susceptible de contracter une surexcitation, ou de la faire naître dans ceux qui sympathisent avec lui, que l'appareil gastrique sur lequel agissent incontestablement les causes les plus nombreuses et les plus puissantes de nos maladies; c'est principalement sur lui qu'il faut fixer son attention pour arriver à la connaissance de la maladie qui nous occupe.

Il a été reconnu que la plupart des malades, de la commune de St.-Pierre d'Entremont, étaient affectés, plusieurs jours avant de cesser leurs travaux, d'une douleur sourde à l'épigastre, nausées, céphalalgie, etc.; or il est constant que, par la suite, cette phlegmasie légère ou grave, bornée ou étendue, simple ou compliquée, produit la collection complète de tous les phénomènes

---

langue blanchâtre et truitée, le pouls ondoyant; ils étaient sujets, pendant leur sommeil, à des terreurs et à des secousses irrégulières; ils étaient altérés, et restaient quelquefois assez long-temps dans une convulsion générale, vraie image de la mort.

J'employai les vermifuges mucilagineux à fortes doses. La maladie se terminait, au bout de quelques jours, par la sortie d'un grand nombre de vers.

morbifiques, observés dans cette, maladie et caractérisés tour-à-tour de simple embarras gastrique, de fièvre muqueuse, ataxique, adynamique, contagieuse, etc.; affections qui, au fond, sont toujours le produit de l'état primitif de surexcitation de l'appareil muqueux gastrique, et qui ne prennent le nom de *fièvre essentielle* que parce que, ignorant le siége réel et primitif de l'affection qui est, une fois pour toutes, la cause forcée et immédiate de l'état fébrile, on a fait d'un groupe de symtômes susceptibles de varier par une infinité de circonstances, des êtres essentiels, phénomènes morbifiques qui, étudiés avec plus d'attention, se rattacheraient naturellement à la lésion de l'organe affecté. L'on voit, d'après ces vérités incontestables, qu'il ne faut pas toujours déduire les indications curatives d'une maladie, du seul concours de phénomènes morbifiques. Il faut bien se persuader que les nuances de la sensibilité générale, ou propre à chaque appareil d'organes, sains ou malades, sont infinies, et que, par exemple, une surexcitation de la totalité ou d'une partie du système des voies gastriques, produit non-seulement des symptômes différens, par rapport à la portion du système frappé de phlegmasie, mais encore les phénomènes pourront, en raison du tempérament, du sexe de l'idiossyncrasie du sujet, de l'état moral, etc. produire des groupes de symptômes bien différens, et qui, d'après nos *pinellistes exclusifs*, seront autant de fièvres essentielles, qui nécessiteront des traitemens différens et incendiaires.

Ayant donc une fois admis l'action des causes prédisposantes sur l'appareil gastrique, toutes les causes déterminantes et capables de mettre en jeu ou d'augmenter ce commencement d'excitation, telles que les transitions subites du chaud au froid, la privation ou la continuation des mauvais alimens, un travail excessif, des boissons froides et aqueuses pendant qu'on a très-chaud, ou immédiatement après, un mouvement de colère, un exercice forcé, des affections morales, etc., peuvent amener l'invasion des symptômes de la *gastro-entérite*; alors frissons, peau chaude, brûlante, sèche, langue blanche et rouge sur ses bords, perte d'appétit, épigastre douloureux, sentiment de lassitude dans tous les membres, nausée, céphalalgie, pouls fort, fréquent, etc.

Si la maladie n'est pas arrêtée dans le principe;

cipe ; si ces malades surtout restent sans secours ; si l'isolement des affectés avec les sains n'est pas opéré de suite ; si la mauvaise nourriture n'est pas remplacée par la bonne, le ministre de la peur, prêchant une éternité de supplices, par un ange consolateur (1), qui vienne prodiguer, dans le pays où règne la maladie, les secours de la charité et d'une religion douce et compatissante, alors l'affection fait des progrès, les symptômes s'aggravent, l'on observe, ainsi que vous en avez acquis la preuve, toutes les modifications des prétendues *fièvres bilieuses, putrides, malignes, etc.*, modifications qui n'eussent point existé, si l'on eût prévenu le mal dans sa source et employé les précautions et les remèdes, que l'expérience et un jugement sain pouvaient seuls indiquer.

La *confiance* et *la tranquillité* (disait le docteur Laugier, à qui, dans son temps, l'administration avait, avec raison, confié dans ce département le titre de médecin des épidémies), « *sont incontestablement dans*

(1) Je désigne, comme tel, le jeune et vertueux ecclésiastique qui dessert, dans ce moment, la commune de Saint-Pierre-d'Entremont.

les temps d'épidémie, un antidote des plus efficaces contre la contagion. On lit que c'est en les inspirant, que Thalès, de Crète, fit cesser la peste qui ravageait Lacédémone. La cessation, comme merveilleuse de ce fléau, dans les villes de l'ancienne Grèce, après le sacrifice d'une fille, que les oracles avaient demandé comme une victime propitiatoire pour calmer la colère des Dieux, est une preuve des passions de l'ame, pour disposer aux maladies et pour en garantir. Chirac, à Rochefort, bannit le nom de peste et de fièvres pestilentielles, rassura contre la crainte de la contagion; les malades furent secourus et la maladie fut moins funeste; c'est dans ces circonstances que le médecin doit montrer du courage et ne rien négliger de tout ce qui peut tourner la tristesse, la terreur, le désespoir en confiance, gaieté, espérance; en un mot, tranquilliser les esprits. La consternation, et avec elle la la maladie, augmentent s'il marque qu'il craint la contagion; *s'il fuit* (1) ou s'il

(2) Le public n'a pas vu de bon œil le départ du cit. *Silvi*, officier de santé. Il est certain que dans un moment critique comme celui-ci, un médecin ne

refuse de secourir les malades, s'il ne les aborde qu'avec l'air de la terreur, s'il n'approche d'eux qu'avec un sachet odorant ou un flacon sous le nez, s'il se lave incontinent de vinaigre après les avoir touchés, si ses visites sont trop courtes, précipitées, etc. »

D'après ces observations et les suivantes, nous serons convaincus, avec Galien, qu'il n'est pas toujours conforme à la raison d'attribuer les maladies épidémiques à la seule influence de l'air, et qu'il convient de considérer la maladie qui a régné à Saint-Pierre-d'Entremont, comme le résultat de la mauvaise nourriture et des autres causes que nous avons déduites.

(Quantum sit in mali succi cibis vitium

---

doit point abandonner ses malades, ni une ville affligée d'une contagion meurtrière. Celui qui s'est voué au soulagement de l'humanité, ne doit avoir d'autre but que de la soigner, et d'autre crainte que de ne pouvoir pas assez la secourir. Le cit. *Silvi* va, dit-on, à Lyon, pour assister au concours. Mais ce concours est un motif bien faible dans les circonstances actuelles, et s'il n'en avait pas de plus puissant, on excuserait difficilement son départ précipité.

(*Extrait du Journal de Grenoble*, 22 *nivôse an* 8 *de la République*).

ad procreandos morbos facilè non omnino mente captis declaravit fames, quæ per plurimas romano imperio subditas gentes sæviit multis deinceps annis continuè. Quum enim cives pro more suo (quo æstate, quum primum solent frumenti, quod satis sit in reliquum anni tempus, parare) quicquid in agris tritici fuerat . . . . et legumina simul abstulissent . . . . . reliquos agrestibus fecere cereales fructus. Consumptis itaque hyeme iis, quæ facta reliqua fuerant, agrestes necessario, verè toto succi pravi alimentis vescebantur, adhibitis ad cibi usum, arborum, fruticumque germinibus, ac turionibus, bulbisque, et succo malo præditarum radicibus; simul herbas virentes edebant elixas, quas anteà nunquam, ne periculi quidem, faciundi gratiâ, degustaverant. itaque videre erat ex his quosdam desinente verè, plerosque certe omnes ineunte œstate, ulceribus incute quàm plurimum correptos, quorum non unica esset in omnibus facies, si quidem erysipelas alia, atque alia herpetem, impetiginem, psoram, et lepram alia referebant, quum placidissimè vitiosum succum e visceribus, profundoque corporis per cutim evacuerent. Aliis verò quibusdam carbunculi, et phagedænæ specie, quum apparuissent cum febri, plurimos interfecere, paucissimis œgrè post multum temporis servatis. At sine cutaneis affectibus febres plurimœ viguere, quas ipsas tunc alvi recrementa sequebantur graveolentia, et mordacia, interiorumque difficultates, et tenesmos postremò afferentia, tunc acres urinas, atque eas graviter olentes, quæ quorumdam vesicam exulcerarunt. Jàm non nulli dijudicati sudoribus sunt, iisque ipsis malè olentibus, abscessibus-ve putredinosis. *Quibus nihil horum accidit, interiere omnes aut cum manifesta visceris unius alicujus phlegmone, aut ob vehementem, et malignam febrem.*

Galen. de succor. bonit. et vit., c. 1.

Non omninò rectè dictum, quod ortus communium morborum in aere solummodo sit referendus: quando ex fame in Aeno leguminibus vescentes, crura imbecilla habuere, qui verò Eruo, illis genua dolebant jàm etiam novimus, quod comesse semiputridum triticum necessitate compulsi quidam, communi morbo, ex communi causâ arrepti sunt. Galen. de nat. hum., c. 2, n.° 3.

Assecuta est acerbissima lues, quæ totam

alemaniam infecit . . . . . pueri passim, innuptæque puellæ ex transeuntibus panem petebant, atque ut inter canes ossa projecta, sic inter illos bucellæ panis jactatæ, litem movebant. comment. pii papœ 11, l. 1, p. 11.)

En 1699, la disette des vivres produisit à Paris tant de ravages, que Poupart ne craignit pas d'avancer qu'il ne fût pas longtemps à s'apercevoir que la maladie populaire avait quelque chose de la cruelle peste dont les Athéniens furent autrefois si malheureusement tourmentés. En 1710, la disette et l'usage du seigle *ergoté* donnèrent naissance, parmi le bas peuple, à une affection gangreneuse, qui occupait d'abord l'extrémité des pieds, étendait ensuite partout son fatal empire. Ce seigle, dont les pauvres gens étaient réduits à se nourrir, fut présenté à des poulets ; mais ces animaux, avertis par leur force instinctive, jeûnèrent trois jours plutôt que d'en faire usage.

Nous avons remarqué qu'il n'y avait pas de périodes fixes dans le développement de la maladie de Saint-Pierre-d'Entremont, et que sa marche grave et meurtrière tenait à l'intensité de l'inflammation des organes affectés.

En effet, on aperçoit souvent dans le début ou l'invasion de la maladie, les phénomènes observés dans la quatrième période dont parle le docteur *chargé* de détruire cette prétendue épidémie contagieuse.

La maladie de M. Baffer en est un exemple frappant. Depuis long-temps ses fonctions digestives étaient lentes et pénibles ; il éprouvait constamment une céphalalgie vive et continue ; il s'occupait souvent de l'idée de contracter la maladie régnante. Des affections morales, tristes et habituelles, portaient, par leur refoulement, vers l'épigastre, un état continuel d'excitation, lorsque tout à coup il se vit frappé d'un frisson général. Le lendemain, vomissement, douleur vive et profonde à l'épigastre ; le malade s'affecte ; il ne peut plus rien prendre ; et dit à tous ceux qui l'entourent : c'en est fait de moi, je suis mort. Vous ne sauriez douter, mon cher collègue, que ce malade ne succombât, si l'on suivait, dans une telle situation, un traitement approprié à une maladie dite générale que l'on divise également en cinq périodes pour l'homme vigoureux, comme pour l'homme faible, pour l'enfant comme pour le vieillard.

L'on n'aura donc aucun égard aux périodes supposées de cette maladie. En repoussant toute idée d'épidémie, de contagion, l'on observera attentivement son début, et l'on dirigera de suite, contre l'affection morbifique, une fois reconnue et déterminée du sujet, les moyens qui doivent la faire cesser. On se rappellera que le traitement tempérant, mucilagineux et dérivatif, doit être *fixe* et *soutenu*, et n'être modifié que d'après la gravité, les complications primitives ou consécutives de cette affection.

Vous avez un exemple de la conduite que vous devez tenir, lorsque la maladie attaque des hommes forts et vigoureux, plus aptes à résister à la crainte et à la peur, dans l'état morbide du jeune homme que nous avons vu ensemble. Il était, comme vous le savez, au deuxième jour de l'invasion ; je vous engageai à insister de suite sur l'application des sang-sues, des bains de jambes, des boissons délayantes et mucilagineuses, à tenir le ventre libre, à entretenir une chaleur douce à la peau, à l'aide de vessies remplies d'eau bouillante, etc. Comme je pense que vous ne vous serez pas écarté de cette direction, je puis vous assurer d'avance que vous n'aurez pas la peine de compter des temps ou périodes dans la marche de cette maladie. Je ne crains pas même d'affirmer que cette affection, quoique grave, se terminera heureusement du 7 au 10. (1).

Telles sont, mon cher collègue, les observations générales que mon amour, pour la science que je professe, m'a porté à vous adresser; étant sur les lieux, vous serez plus à portée de juger à quel point elles sont vraies, et si elles peuvent être utiles aux habitans de votre commune, qui sont encore attaqués de la maladie dont nous nous sommes occupés.

En vous écrivant cette lettre, je n'ai point cédé à un sentiment d'amour propre; je n'ai point eu l'intention d'exercer une critique amère envers le jeune docteur qui a profité de la faveur que l'autorité lui a accordée pour faire ses premières armes dans votre commune, et dont la bonne volonté me paraît avoir dépassé l'expérience et les lumières.

Notre but a été et sera toujours de venir

---

(1) Le malade fut parfaitement rétabli le 12.e jour.

au secours de l'humanité souffrante. Nous ne voyons point de différence entre l'homme qui habite les montagnes et celui qui demeure dans la plaine, entre le pauvre et le riche (1); un vrai médecin n'a d'exception pour personne, et même s'il lui était permis d'accorder une préférence, il devrait l'avoir pour les malheureux habitans des montagnes, qui n'ont pas les moyens de se faire traiter, et qui périssent souvent, moins par les maladies dont ils sont affligés, que par le manque de soins et la privation absolue des remèdes qui leur seraient nécessaires.

Les maux, sous lesquels ils succombent, doivent-ils, aux causes que nous leur avons assignées, un caractère plus allarmant? L'autorité leur envoie ou le médecin qui a le moins de connaissances et à qui l'ignorance profite autant que l'instruction qu'il n'a pas, ou quelque jeune élève qui, ayant besoin

---

(1) *Quin hortor etiam ne inhumanum quandam severitatem utaris, sed ut collinees ad ægri copias et opes. Non umquàm et gratis cures, vel ob gratitudinis memoriam, vel ob præsentem existimationcm. Quodsi occasio exercendæ liberalitatis se obtulerit, vel peregrino, vel egeno, hisce talibus maximè succuras. Hipp. præcep-tiones.*

de se créer une réputation, s'empresse souvent de grossir le tableau, pour augmenter l'importance d'un rapport, où les causes du mal n'étant pas établies, il est à-peu-près inutile de jeter les yeux sur les formules qu'il indique pour les diverses phases d'une maladie chimérique ou idéale; c'est la contemplation des maux qui affligent l'humanité, et qui sont souvent plutôt augmentés que diminués par le choix que l'on fait de médecins inhabiles et inexpérimentés, qui me porte à désirer que l'autorité soit désormais plus difficile, lorsqu'il sera question de faire dépendre la vie d'un grand nombre d'individus, du faux jugement, ou de la spéculation de celui qui est appelé à les guérir, à les consoler, à découvrir, par une étude approfondie, les causes de leur maladie, les moyens curatifs les plus sûrs et les moins dangereux.

N'est-il pas ridicule, en effet, pour ne pas dire barbare, de voir des places de médecins d'épidémies occupées par des hommes incapables de les remplir?

N'est-il pas déplorable aussi de voir que les places de médecins dans les hôpitaux, de professeurs dans les académies, qui devraient être données au concours (1), soient le plus souvent la récompense de l'ignorance, de l'intrigue et de l'adulation (2).

Est-ce dans les antichambres des grands de leur temps que vivaient les Hippocrate,

---

(1) En parlant d'une chaire de droit romain, qui devait se donner au concours à la faculté de droit de Paris, l'aimable Quotidienne (31 mai 1819), observe judicieusement, peut-être pour la première fois, que cette place sera donnée à la faveur ; déjà, dit-elle : « Plusieurs candidats se pressent à l'antichambre de M. Royer-Collard ; des hommes avides de places avaient dédaigné de concourir, mais ils ne dédaignent pas de demander ; ce qui nous démontre, jusqu'à la dernière évidence, que l'usage des concours serait d'un effet admirable pour diminuer la foule des intrigans. Il est étonnant que les partisans de la démocratie n'aient pas déjà fait cette remarque. Un concours, en effet, est suivi d'une élection ; ôter ces concours, c'est donc admettre l'arbitraire ; c'est se donner le droit de choisir l'incapacité, qui ne sait que flatter ou se taire, à la place du vrai mérite, qui restera toujours indépendant ».

(2) Aussi entendons-nous tous les jours les heureux de circonstances, nous dire, avec complaisance et orgueil : *le produit de mes places, c'est pour mes plaisirs ; celui de mes rentes, pour mon nécessaire, et les bénéfices de mon état, pour augmenter mes capitaux.* Auri sacra fames !

les Gallien, les Boërhave, les Sydenham? Est-ce en se prosternant devant les idoles du jour, qu'ils ont acquis des connaissances sublimes, je dirais presque divines, qui ont rendu leurs noms immortels, et les ont fait connaître pour les amis et les bienfaiteurs du genre humain?

Non, jamais le génie, la vérité, l'amour de l'humanité, n'ont habité dans le cœur de ces êtres cupides, flexibles et rampans, toujours à genoux, n'importe l'opinion de celui qui est dépositaire momentané du pouvoir, toujours prêts à changer de sentiment, d'abord *jacobins*, ensuite *impérialistes*, aujourd'hui *ultrà*, demain *constitutionnels*, s'il le faut, pourvu qu'ils obtiennent les places qu'ils sont incapables de remplir, et qu'ils satisfassent la soif insatiable des richesses dont ils sont dévorés. (1)

---

(1) Depuis bien des années, le fatal égoïsme perd la France et les Français; à la vue des désastres publics, j'ai entendu des ennemis de leur patrie, dire comme le sage d'Horace, qu'ils ne s'enveloppaient que dans leur propre vertu; .... ils n'étaient enveloppés que de leur propre ignominie. Les misérables! ils ont tué la morale dans leur cœur, pour conserver leur vie, les honneurs et leur fortune. Le

jour n'est pas éloigné, peut-être, où on leur reprochera de n'avoir recueilli de ce système de lâcheté, que l'opprobre et le mépris.

Honneur pour toujours à ceux qui n'ont point fléchi le genou devant les hommes de 1815, dont quelques Français, indignes de ce nom, font encore l'apothéose, pendant que d'autres aussi coupables, *mais plus lâches*, se prosternaient à leurs pieds, en s'écriant : grâce ! grâce !

« Dieu fit du répentir la vertu des mortels ».

OBSERVATION (1).

SUR une fracture comminutive de la jambe droite, suivie de tétanos.

Les observations sont l'histoire de la Médecine, les systèmes en sont les fables.

TOUS les progrès dans l'art de guérir, même les plus faibles, sont une richesse qui appartient au genre humain, et l'on ne doit taire aucune découverte, dût-elle n'avoir d'autre effet que celui de préparer des inventions plus précieuses et d'un intérêt plus général. La résistance invincible d'une malade à une opération, qui avait été jugée indispensable par une réunion de plusieurs Médecins et Chirurgiens de cette ville, a forcé l'homme de l'art, chargé du traitement, à recourir à d'autres moyens; il ne fallait pas qu'une obstination si fatale privât cette infortunée des derniers secours de l'art, quelque déses-

(1) Les demandes réitérées que je reçois journellement des mes collègues, pour leur envoyer l'appareil qui fait le sujet de cette observation, me déterminent à la publier de nouveau.

pérée que parût sa situation. L'issue de la maladie prouve qu'elle a eu raison de résister, puisqu'elle a eu le bonheur de trouver sa guérison dans le bandage dont je donnerai connaissance à la suite de cette observation.

MM. les Médecins et Chirurgiens qui ont bien voulu suivre le traitement de cette maladie, ont vu avec plaisir ce nouveau genre d'appareil, et ils ont pensé qu'il y aurait quelque bien à rendre public le fruit de mes réflexions; en cédant à leurs conseils, je m'estimerai heureux si mon travail est accueilli avec indulgence, et si le bandage que j'ai imaginé peut recevoir la sanction des hommes instruits, à qui j'ai l'honneur d'adresser cette observation.

Le vingt-deux avril, *Hélène Perret*, femme *Amblard*, âgée de 28 ans, d'une constitution faible, habitant le village de Saint-Ismier, situé à deux lieues de Grenoble, se trouvait près d'un rocher, au pied duquel est assis son hameau, lorsqu'une pierre énorme, détachée du sommet de ce rocher, vint à tomber sur elle, de manière que tout le choc fut reçu par la jambe droite; la presque totalité des parties

parties dures et molles de ce membre, furent brisées et broyées.

On transporta jusques chez elle cette infortunée, au milieu des souffrances les plus vives et les plus cruelles. Je fus appelé le lendemain ; le cas était très-grave et devait exiger des soins et une assiduité que la distance aurait rendus difficiles. J'obtins que la malade serait transportée à Grenoble. Un bandage compressif suspendit l'hémorragie des artères péronières et tibiale antérieure.

Aussitôt son arrivée, je procédai à l'application du premier appareil.

La plaie s'étendait depuis le dessous de l'articulation supérieure du péroné, jusques près de la partie inférieure de cet os ; de la crête antérieure du tibia, jusqu'à la partie postérieure moyenne de la jambe. Tout ce qui est compris dans cet intervalle, était complètement dilacéré ; le tibia et le péroné étaient pour ainsi dire moulus ; plusieurs esquilles sortaient par la plaie ; la plus grosse avait percé la peau à la partie interne de la jambe : il y avait encore, dans le milieu du jarret, une autre plaie assez profonde, et de deux pouces de largeur.

Après l'extraction de plusieurs esquilles

libres, et le remplacement du plus grand nombre de celles adhérentes, j'appliquai le bandage de Scultet, et le membre fut mis dans une situation avantageuse.

Prescription des remèdes.

Boissons acidulées, potion calmante.

Le lendemain 24 (trois jours après l'accident), je fis appeler plusieurs médecins en consultation.

L'état de la plaie fut reconnu : il y avait un gonflement considérable et quelques points gangrenés ; la malade était abattue, le pouls serré, le pied presque insensible ne pouvait plus se soutenir sur le talon.

Tous ces symptômes, le fracas des deux os, leur perte de substance, le déchirement des parties molles, la foiblesse du tempérament de la malade, et surtout la lésion des principaux vaisseaux et nerfs de la jambe, ne laissèrent, à ces MM. et à moi, aucune espérance que le membre pût être conservé. L'amputation fut donc reconnue indispensable et proposée aussitôt aux parens et à la malade ; mais tous s'y opposèrent, et aucune espèce de raison, aucun sentiment d'humanité, la presque certitude de la mort, rien ne put vaincre une opiniâtreté, que je puis appeler barbare, chez les parens de cette infortunée.

Il fallut se résoudre à un traitement impuissant; les plaies furent pansées avec une décoction de quinquina camphrée.

Continuation des remèdes internes.

Le 30, les plaies commencèrent à se dégorger, et la suppuration à s'établir.

Le 4 mai, séparation de quelques escarres gangreneuses. Continuation du traitement, diète moins rigoureuse. Les jours suivans, les escarres tombèrent en grande partie; les plaies devinrent sensibles. Douleur fixe au talon.

Le 12, manifestation d'un léger trismus, qui resta stationnaire pendant les jours suivans. Dans cet intervalle, la fièvre se développa, la peau devint brûlante, la tête douloureuse, la langue sèche, avec une soif ardente; la suppuration avait diminué; et malgré la position avantageuse de la jambe, malgré les mouvemens d'extension et de contre-extension que j'opérais à chaque pansement, la jambe se raccourcissait à vue d'œil, et les chairs faisaient une saillie considérable sur toutes les parties externes de la jambe.

J'employai alors le digestif sur les plaies et à l'intérieur, camphre, mus, opium, tisanne de poulet aromatisée.

Le 18, le trismus avait gagné tous les muscles de la face, et les jours suivans, la plupart des régions musculaires de la tête et du cou étaient prises. Constipation opiniâtre, douleur vive à la jambe, qui était raccourcie de trois pouces.

Traitement, liniment avec l'opium, le camphre et le musc sur les parties affectées du tétanos ; vésicatoires et frictions mercurielles aux extrémités supérieures. Continuation du régime intérieur.

Du 18 au 28, la maladie prit le caractère le plus grave; les accidens se succédaient et s'aggravaient d'une manière rapide et effrayante.

Le raccourcissement était progressif; les fragmens osseux offraient un chevauchement déjà très-fort; et la hernie des muscles gagnait en volume ce qu'ils perdaient en longueur. Chaque pansement faisait éprouver des douleurs aiguës à la malade, et le moindre mouvement mettait en jeu toutes les pièces osseuses.

La fièvre et surtout le tétanos avaient fait

des progrès tels, que non-seulement les muscles des régions maxillaires et inter-maxillaires étaient affectés, mais encore ceux des régions linguales et palatines, cervicales, superficielles et profondes.

Pendant ces dix jours, il fut impossible de faire prendre d'autre nourriture à la malade, que quelques cuillerées de boisson, ou de potion que l'on introduisait entre les dents.

Cependant, je remarquai qu'après chaque pansement, la plupart des phénomènes nerveux étaient suspendus momentanément, ce qui était dû à l'extension et à la contre-extension que j'aurais désiré pouvoir rendre constante; je sentais bien la nécessité d'appliquer un bandage extensif, mais la position et l'étendue de la plaie opposaient, comme il est facile de le concevoir, des difficultés sans nombre à l'application de ceux de Dessault ou de Boyer; il en fallait un dont l'effet ne fût pas suspendu par l'intervalle des pansemens. Je parvins enfin à en faire exécuter un, et le 28 il fut appliqué; c'est celui qui sera décrit à la suite de cette observation.

Son effet fut des plus marqués; la malade n'avait pas eu un seul moment de repos depuis son accident; l'application du bandage fut suivie d'un sommeil de quatre heures ; les douleurs , tant générales que locales, s'appaisèrent; la suppuration reparut et présenta des caractères favorables ; la hernie musculaire s'affaissa peu à peu , et l'état tromatique disparut. Dejà le 8 juin la malade pouvait ouvrir la bouche et recevoir de légers alimens ; les évacuations s'étaient réglées , et les urines mêmes étaient plus abondantes. L'ædematie de l'extrémité malade se dissipa.

Au 26 de ce mois, tous les accidens avaient disparu ; le régime était plus nourrissant; la plaie pansée successivement, à la charpie sèche et au cérat, était devenue très-belle ; de légers caustiques favorisaient son affaissement; plusieurs petites esquilles avaient été extraites.

Enfin, la cicatrice de cette large plaie a été lente, mais complète et solide, et sur la fin d'août, quatrième mois de l'accident, le membre s'est trouvé aussi long que l'autre, et à peu de difformité près la malade s'en sert depuis avec toute la facilité possible.

Réflexions.

La cure dont je viens de rendre compte, est un de ces cas très-rares, où les indications les plus certaines et les plus constantes semblent être démenties en faveur de l'individu conservé.

L'opiniâtreté de la malade, des soins attentifs et assidus de la part du Médecin, et une indulgence particulière de la nature, sembleraient condamner la première intention d'amputer, si les symptômes qui se sont succédés pendant un mois entier, n'avaient donné, chaque jour, occasion de regretter que cette opération n'eût pas eu lieu.

L'application même du nouvel appareil, eût-elle été plus prompte, n'aurait pu ni parer, ni remédier à taut d'accidens particuliers, pouvant se joindre à ceux qui se sont manifestés, et dont la prévoyance avait dû déterminer l'opinion de MM. les Médecins et Chirurgiens qui consultèrent avec moi.

Cependant le cas qui nous occupe, permet de répéter ce qui a été dit tant de fois. Si dans beaucoup d'occasions on se décide facilement à amputer, on peut même ajouter légèrement : Si cette opération est familière, surtout aux armées, c'est qu'on n'a point assez de confiance dans les ressources de la nature; on s'exagère la difficulté et l'incertitude des moyens par lesquels on pourrait tenter la conservation d'un membre ; d'ailleurs, l'évènement est si flatteur, le succès si prochain, que j'ai vu, dans les hôpitaux, des malades assez courageux, pour hâter eux-mêmes le moment de l'opération.

Il ne faudrait pas croire toutefois, d'après les suites heureuses de cette observation, que le cas ne nécessitât pas l'amputation du membre malade; jamais ensemble d'accidens, plus graves, plus complets, plus pressans, n'en donnèrent l'indication. Le succès dans cette circonstance, ne devrait donc pas faire exposer un malade aux chances, toujours douteuses, d'un pareil résultat, et faire rejeter ou différer une opération qui sera toujours, dans une semblable collection de symptômes, l'unique ressource propre à assurer la guérison.

Quand les accidens sont graves et pressans, les moyens pour les arrêter doivent être décisifs, et dans presque tous les grands cas chirurgicaux, la nature seule ne saurait lutter avec avantage contre les agens destructifs. Ce droit lui est justement acquis dans d'autres circonstances ; mais ici son pouvoir a des limites, et l'art qui n'est que son esclave, est le seul, dans ces affections pathalogiques, qui doive lui rendre la puissance et l'énergie propres à faire triompher le principe de vie sur la cause morbifique.

Nous voyions les accidens se succéder et s'aggraver dans une progression effrayante ; un désordre général semblait annoncer une destruction prochaine, et l'inefficacité des moyens connus ne laissait rien à espérer. Nous reconnaissions bien que l'extension procurait un mieux être à la malade, et que ce moyen était le seul de la soulager et de suspendre, pour ainsi dire, un moment ses souffrances ; mais il aurait fallu rendre cette extension continuelle, et aucun des bandages, adoptés jusqu'à présent, ne pouvait s'appliquer d'après la situation et l'étendue des plaies.

Il eût fallu agir continuellement, suivant l'axe du membre et dans des sens contraires, sur les fragmens osseux; opposer à l'action musculaire, sans cesse agissante, une résistance permanente et progressive ; assujettir la totalité du membre, sans permettre de mouvement, même dans les contiguités ou articulations ; panser les plaies et changer les pièces de l'appareil contentif, sans déranger les puissances extensives et contre-extensives; faire une extension graduelle dans une progression presque insensible ; exercer les points de compression sur les surfaces les plus larges du membre.

Il fallait aussi pouvoir présenter le bassin à la malade, la déplacer elle-même pour faire son lit ; et si elle venait à reprendre des forces, il fallait qu'elle pût se mettre sur son séant, sans que l'appareil en fût dérangé.

Toutes ces conditions à remplir semblent l'avoir été par le prompt succès du bandage; la simplicité de sa construction et la facilité de s'en servir, semblent aussi devoir en recommander l'usage dans les fractures comminutives des extrémités inférieures.

S'il est des jouissances particulières au Médecin, la plus douce doit être le moment où ne trouvant plus de secours dans les moyens connus et sur le point de voir succomber un malade, il a le bonheur de trouver hors des sentiers battus, le remède qui doit rendre à une famille éplorée celui dont elle pleurait déjà la perte, et de fournir de nouvelles ressources à l'art de guérir. Quand les ravages rapides du principe morbifique envahissent successivement toutes les parties du domaine de la vie, et ne sauraient être arrêtés, dans ce moment terrible et de désespoir pour la médecine, qu'une idée lumineuse vienne à briller et fasse découvrir une nouvelle puissance à opposer à la cause destructive; qu'une prompte application soit suivie d'un prompt succès : où trouver un plus juste motif d'une joie vive et pure ! Quel triomphe plus beau et plus consolant pour l'humanité, que celui remporté sur la mort, et qui loin de faire couler des larmes, vient en tarir la source !

Qu'on se fasse donc une idée de ce que j'éprouvai au moment où cessèrent tous les obstacles que m'opposait la maladie, et lorsque je vis un sommeil paisible succéder à quinze jours et quinze nuits de veilles douloureuses !

Je passe à la description de l'appareil qui m'a servi dans cette cure, et qui peut, je crois, s'appliquer au plus grand nombre des fractures de la jambe avec comminution. J'en ai fait graver les diverses pièces.

Deux tiges en bois (*fig.* 1.re) de 0 mètre 8,121 (30 pouces) de longueur sur 45 millimètres (20 ligne) de largeur, remplissant les fonctions d'attelles ; l'une est d'une seule pièce ; l'autre, un peu plus épaisse, se trouve divisée en trois parties; une supérieure (n.° 1) ayant 16 cent. 242 de long (6 pouces) ; une moyenne (n.° 2) de 37 cent. 898 (14 pouces), et celle inférieure (n.° 3) de 27 cent. 7 (10 pouces) ; cette dernière partie porte dans le milieu de son épaisseur une coulisse à queue longue de 21 cent. 656 (8 pouces) ; une semblable se trouve dans l'autre attelle (*FF*) ; la pièce (n.° 2) est évidée intérieurement dans les deux tiers de son épaisseur ; elle se réunit à celle d'en haut, à l'aide d'une charnière (*D*), et à celle inférieure par une brisure à enfourchement (*C*), retenue par une cheville.

Ces deux tiges sont assemblées en bas par deux traverses (*EE*) de 16 cent. 242 (6 pouces) de long, 24 cent. 363 (9 pouces) d'épaisseur, et de même largeur que les attelles; de ces deux traverses, l'inférieure est fixe, et s'assemble sur la surface interne des tiges par deux enfourchemens qui laissent entre les tenons la libre circulation des coulisses à queues (*FF*) ; l'autre traverse est mobile, et se réunit de chaque côté à la partie supérieure des coulisses, à l'aide d'un tenon. Sur les deux surfaces les plus étroites de cette traverse, sont disposés quatre crochets (*GGGG*) pour assujettir les quatre courroies du coussinet brodequin (*A. f.* 2).

Enfin, une vis de rappel (*H. f.* 1) retenue par un bouton au milieu de la traverse mobile, tourne dans le centre de la seconde; un écrou en bois (*I*) ramène graduellement la traverse supérieure sur l'inférieure, en opérant successivement, et d'une manière presque insensible, l'extension et la contre-extension du membre. Le brodequin coussinet (*A. f.* 2), enveloppe les parties inférieures de la jambe à une hauteur de 10 cent. 828 (4 pouces) ; il est échancré dans la partie qui reçoit le talon, et un lacet le serre sur le coude-pied; les côtés de l'échancrure recouvrent les parties latérales du pied, et portent chacune deux courroies pour être fixées en (*GGGG*), (*fig.* 1.re *G.*) Un coussinet (*B. fig.* 2) se terminant en pointe d'un côté, doit être placé sous les œillets du brodequin ; ces deux pièces sont en peau de mouton et rembourrées de laine ; une semelle (*G*) arrêtée par quatre cordons soutient le pied.

Pour fixer l'appareil, on a le cuissart (*C*) et la genouillère (*D*), tous deux en cuir souple et doublés d'un coussin en toile, rembourré de laine ; le premier a 10 cent. 828

(4 pouces de largeur) ; sa longueur est proportionnée à la grosseur du membre ; il s'arrête par trois courroies et trois boucles fixées aux extrémités. Sur les côtés sont cousus solidement deux goussets en cuir, dont l'ouverture dirigée en bas, est destinée à recevoir la tête des tiges ou attelles. Dans les intervalles de chaque gousset, un peu au-dessous, sont quatre boucles pour fixer la genouillère.

Cette dernière partie a 33 millim. 826 (15 lignes) de largeur ; elle est aussi proportionnée pour la longueur à la partie supérieure de la jambe, où deux courroies et deux boucles doivent l'arrêter. Quatre autres courroies, disposées sur les côtés, vont se boucler à la partie antérieure du cuissart, aux deux côtés de chaque gousset.

On doit reconnaître maintenant combien l'application de ce bandage est facile. Après la réduction de la fracture, le pansement des plaies et l'emploi des moyens contentifs les plus convenables, on assujettit le cuissart et la genouillère, en les réunissant par les courroies de communication. Le coussinet brodequin étant ensuite placé, on dispose l'appareil des attelles, de manière que celle brisée soit du côté de la plaie ; on y fixe, par le moyen des crochets, les courroies du coussinet et les extrémités supérieures entrent dans les goussets du cuissart. C'est alors que l'écrou de la vis de rappel amène l'extension que l'on juge nécessaire.

Telles sont les modifications faites à l'appareil extensif des fractures des extrémités inférieures avec plaie.

Ayant obtenu le succès le plus complet que j'en pusse espérer, et la simplicité des moyens ayant été approuvée par MM. les Médecins et Chirurgiens qui ont bien voulu suivre la cure, me sera-t-il permis, ancien Chirurgien militaire, de former des vœux, pour que le Conseil de santé des armées, auquel j'adresse cette observation, croie devoir adopter ce bandage pour le service des hôpitaux militaires ? Ce bandage est généralement adopté aujourd'hui dans les hôpitaux français et étrangers. Plus heureux encore, si je n'avais fait que préparer une plus grande perfection dans les moyens curatifs d'un cas aussi fréquent que terrible par ses ravages et par l'effroi qu'il répand !

A GRENOBLE, de l'Imprimerie de David.

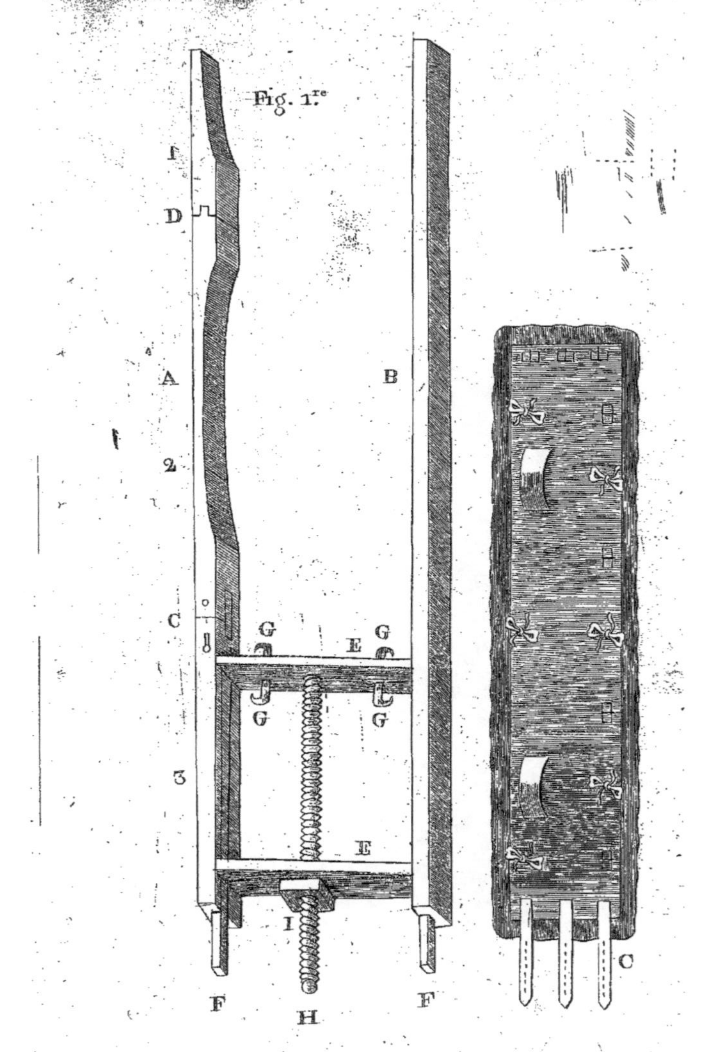

Fig. 1.re

www.ingramcontent.com/pod-product-compliance
Lightning Source LLC
LaVergne TN
LVHW050429160826
845677LV00002BA/618

* 9 7 8 2 3 2 9 6 8 4 2 1 5 *